44 Tipps gegen Sodbrennen

Eine Volkskrankheit und ihre
Folgen im Fokus

Dr. med. Richard E. Karffner

IMPRESSUM

2017© Dr. med. Richard E. Karffner
Alle Rechte vorbehalten
44 Tipps gegen Sodbrennen
Eine Volkskrankheit und ihre Folgen im Fokus
Autor: Richard E. Karffner
ISBN-13:   978-1544617008
ISBN-10:   1544617003

„Unsere Gesundheit ist unser größter Reichtum"

(Ralph Waldo Emerson)

Einleitung

Bevor wir uns die versprochenen Tipps und Ratschläge gegen Sodbrennen im Einzelnen anschauen, lohnt es sich, ganz kurz auf die dem Sodbrennen zugrunde liegende Erkrankung einzugehen.

Sodbrennen ist ein schmerzhaftes Brennen, welches entsteht, wenn Magensäure bzw. Mageninhalt vom Magen in die Speiseröhre zurückfließt. Die Magensäure verätzt die Schleimhaut der Speiseröhre, was dann den charakteristischen Schmerz hinter dem Brustbein oder in der Magengegend hervorruft. Sodbrennen ist eines der häufigsten Krankheitssymptome, etwa jeder 5. Bundesbürger leidet gelegentlich, öfter oder sogar regelmäßig unter den lästigen Schmerzen, welche die Magensäure hervorruft.

Das Zurückfließen der Magensäure in die Speisröhre bezeichnen Mediziner auch als

(Magensäure)Reflux, die zugehörige Erkrankung wird gastro-ösophageale Reflux-Erkrankung genannt (*Gastro* bezeichnet den Magen, *Ösophagus* ist die Speiseröhre). Die gastro-ösophageale Reflux-Erkrankung ist, wie schon angesprochen, sehr weit verbreitet: ca. 20% aller Menschen in den westlichen Industrieländern leiden unter Sodbrennen oder anderen Symptomen. In Deutschland sind das immerhin 16 Millionen Patienten.

Die Säure verätzt die empfindliche Schleimhaut der Speiseröhre, was Schmerzen verursacht. Bei chronischem Magensäure-Reflux kann sich die Schleimhaut entzünden, sie kann bluten, und es können sich narbige Engstellen bilden, welche dann Schluckbeschwerden hervorrufen können. Außerdem kommt es in einer erheblichen Anzahl von Fällen auf dem Boden der chronischen Schleimhautentzündung auch zu einer malignen Entartung von Schleimhautzellen.

Aus diesen Mutationen kann dann Speiseröhrenkrebs entstehen – die am meisten gefürchtete Komplikation von Sodbrennen.

Sowohl die Anzahl der Patienten, welche unter einer gastro-ösophagealen Reflux-Erkrankung leiden, als auch die Neuerkrankungsrate von Speiseröhrenkrebs nehmen in unserer Gesellschaft stark zu. Verantwortlich sind in den meisten Fällen ungesunde Lebensgewohnheiten wie z.B. mangelnde Bewegung, Rauchen oder ein übermäßiger Alkoholkonsum sowie falsche Ernährungsgewohnheiten, die zu Übergewicht und einer erhöhten Magensäurebildung führen.

Normalerweise wird die Speiseröhre an ihrem unteren Ende durch einen Muskelwulst gegen den Magen hin abgeschlossen und damit abgedichtet. Dieser Verschlussmechanismus wird unterer Ösophagus-Sphinkter genannt.

Wann kommt es nun zum Zurückfließen der Magensäure in die Speiseröhre?

Eine ganze Reihe von Gründen kommt in Frage, welche einzeln oder auch in Kombination auftreten können – das ist von Patient zu Patient unterschiedlich.

Der Magensäure-Reflux und damit das Sodbrennen wird begünstigt durch eine erhöhte Magensäureproduktion im Magen, durch einen schwachen Ösophagus-Sphinkter, der keine wirksame Barriere für den Mageninhalt und die Magensäure mehr darstellt, oder auch durch einen erhöhten Druck im Magen bzw. im Bauchraum. Außerdem kann auch die Selbstreinigung der Speiseröhre, die ösophageale Clearance, gestört sein.

Normalerweise reinigt sich die Speiseröhre selbst, zu einem gewissen Teil jedenfalls. Verantwortlich für die Selbstreinigung von Essensresten und Magensäure ist der Speichel, welcher in den Speicheldrüsen gebildet wird und verschluckt wird. Auf ihrem Weg vom Rachen in den Magen reinigt der Speichel als angenehmer Nebeneffekt auch gleich die Speiseröhre mit.

Wenn es bei einem ansonsten gesunden Menschen zu Sodbrennen kommt (nach einigen Glas Wein oder nach einer sehr fettreichen Mahlzeit kann das durchaus vorkommen), hat dies nicht gleich einen Krankheitswert. Die Magensäure, die es aus Versehen bis in die Speiseröhre geschafft hat, wird vom verschluckten Speichel zügig wieder in den Magen befördert. So bleibt die empfindliche Schleimhaut der Speiseröhre vor ihrer ätzenden Wirkung geschützt, eine Entzündung oder gar eine Zellmutation entsteht nicht. Ein Krankheitswert entsteht erst dann, wenn der Magensäure-Reflux öfter vorkommt und intensiver ist, als bei gesunden Personen.

Eine gestörte Selbstreinigung der Speiseröhre ist bei Patienten, die unter Sodbrennen leiden, häufig anzutreffen. Verursacht wird sie grundsätzlich durch eine verminderte

Speichelproduktion in den Speicheldrüsen, Diese kann wiederum verschiedene Gründe haben, die wir noch kennenlernen werden.

Soweit die Grundlagen. Zum besseren Verständnis der einzelnen Tipps gegen Sodbrennen ist es wichtig, zu verstehen, warum es zum Reflux der Magensäure in die Speiseröhre kommt. Hier nochmal eine kurze Zusammenfassung.

Der Reflux der Magensäure ist eine Folge von:

- einer erhöhten Magensäureproduktion
- einem schwachen oder dysfunktionalen unteren Sphinkter der Speiseröhre
- einem erhöhten Druck im Magen bzw. im Bauchraum
- einer gestörten Selbstreinigung der Speiseröhre aufgrund von Mundtrockenheit und einer verminderten Speichelproduktion

Doch damit nun genug der Theorie! Schauen wir uns jetzt die verschiedenen Tipps und Ratschläge gegen Sodbrennen endlich einmal genauer an.

Tipp 1 – Vermeiden Sie große Mahlzeiten und Essensportionen

Der stärkste Reiz für die Magenschleimhaut und die darin eingebetteten Drüsen, Magensäure zu produzieren, ist die Dehnung der Magenwand.

Das Ausmaß der Dehnung der Magenwand hängt wiederum von der Menge der zugeführten Nahrung ab. Wer also große Essensportionen in sich hineinschaufelt, dessen Magenwand wird in relativ kurzer Zeit stark gedehnt, weil der Magen schlicht voller wird. Als unliebsamer Effekt wird dann jede Menge Magensäure produziert und in den Magen abgegeben.

Kein Wunder also, dass Patienten nach ausgedehnten Mahlzeiten oft unter starkem Sodbrennen zu leiden haben. Außerdem steigt natürlich auch der Druck im Magen umso stärker an, je mehr Nahrung sich im Magen ansammelt. Der starke Druckanstieg drückt dann den Mageninhalt, vor allem aber die Magensäure, in die Speisröhre zurück.

Tipp 2 – Kauen Sie mindestens 20 Mal, bevor sie schlucken

Je öfter man kaut, desto schneller wird man satt.

Je eher man ein Sättigungsgefühl verspürt, desto weniger Nahrung nimmt man insgesamt zu sich, und desto geringer fällt entsprechend die Dehnung der Magenwände aus. Wer also öfter kaut, bei dem wird insgesamt weniger Magensäure ausgeschüttet und desto geringer ist dann schlussendlich das Sodbrennen. Das liegt natürlich auch wieder mit daran, dass der Druckanstieg im Magen umso geringer ausfällt, je weniger Nahrung zugeführt wird.

Man sollte die Nahrung im Mund mindestens 20 Mal kauen, bevor man sie herunterschluckt.

Besser sind sogar bis zu 30 Mal. Je länger die Nahrung im Mund behalten wird, desto mehr Speichel wird produziert, was wiederum gut für die Selbstreinigung der Speiseröhre ist. Auch so schützt man sich gegen Sodbrennen.

Wer aufgrund des vermehrten Kauens insgesamt weniger isst, weil er schneller satt wird, dessen Körperfettanteil ist überdies geringer. Und ein geringeres Körpergewicht ist für die Gesundheit Gold wert.

Und nebenbei bemerkt: auch Übergewicht erhöht den Druck im Bauchraum (das Bauchfett drückt nämlich auf den Magen), was die Magensäure, wie wir gelernt haben, zurück in die Speiseröhre drückt. Noch ein Grund also, mehr zu kauen und weniger zu essen.

Tipp 3 – Lieber 5 kleine anstatt 3 große Mahlzeiten

Warum man lieber viele kleine Portionen essen sollte anstatt wenige große ist ja schon erklärt worden. Wenn weniger Nahrung auf einmal in den Magen gelangt, weil man über den Tag verteilt 5 kleiner Portionen zu sich nimmt anstatt 3 große, dann fällt auch die Dehnung der Magenwand geringer aus. Und dann wird auch weniger Magensäure gebildet. Auch der Druck im Magen steigt während den kleineren Mahlzeiten nicht so stark an wie sonst bei opulenteren Festmahlen.

Tipp 4 – Vermeiden Sie hastiges Essen

Wer schnell schlingt und wenig kaut, wird nicht so schnell satt, isst deshalb insgesamt mehr und produziert natürlich auch mehr Magensäure. Außerdem steigt der Druck im Magen umso schneller und stärker an, je mehr Nahrung in kürzester Zeit dort ankommt. Kein Wunder also, dass man von hastigem Essen Sodbrennen bekommt. Außerdem wird bei hastigem Essen auch noch vermehrt Luft verschluckt. Luft, die dann aus dem Magen wieder entweicht will. Und das führt zu saurem Aufstoßen und – Sie ahnen es – auch zu Sodbrennen.

Zu guter Letzt wird natürlich auch umso weniger Speichel gebildet, je kürzer sich die Nahrung im Mund befindet. Wer also schnell schlingt, wenig kaut und hastig schluckt, bei dem wird auch die Selbstreinigung der Speiseröhre behindert, weil weniger Speichel beim Essen gebildet wird.

Tipp 5 – Essen Sie nicht zu spät abends

Wer spät abends noch etwas isst, bei dem wird natürlich auch spät abends noch Magensäure in den Magen abgegeben. Es wird immer Magensäure produziert, wenn wir essen oder trinken. Unabhängig von der Uhrzeit.

Wer nach einer abendlichen Mahlzeit dann zügig zu Bett geht, der leidet natürlich auch eher unter Sodbrennen – denn während der Nachtruhe liegt der Mensch ja mit flachem Oberkörper im Bett. Und in dieser Körperposition kann die Magensäure natürlich auch einfacher in die Speiseröhre zurückfließen, was zu quälendem nächtlichen Sodbrennen führen kann.

Deshalb ist es wichtig, dass zwischen der letzten Mahlzeit und dem zu Bett Gehen einige Stunden liegen. Nur so wird gewährleistet, dass der Magen einigermaßen leer ist und weniger Mageninhalt und Magensäure beim Schlafen zurück in die Speiseröhre zurückfließt. Teilweise kann die

Magensäure nachts sogar bis in den Mund zurück fließen. Das führt dann zu Zahnschäden und Zahnschmelzerosionen.

Tipp 6 – Schlafen Sie mit leicht erhöhtem Oberkörper

Je flacher man liegt, desto leichter kann die Magensäure in die Speiseröhre zurückfließen. Das ergibt sich aus der Einwirkung der Schwerkraft. Deshalb macht es Sinn, sich ein flaches Kissen in den Rücken zu legen oder ein hohes Kopfkissen zu gebrauchen. Durch den daraus resultierenden Neigungswinkel des Oberkörpers schützt man sich auf einfache Weise vor einem Reflux der Magensäure – und diese bleibt eher im Magen, da wo sie hingehört.

Tipp 7 – Schlafen Sie in Seitenlage

Wenn sie nachts in Seitenlage schlafen, haben viele Menschen weniger Sodbrennen als in Bauch- oder Rückenlage. Das hängt mit der Anatomie des Magens zusammen (und gilt natürlich auch beim Mittagsschlaf): in Seitenlage fließt die Magensäure nicht Richtung Speiseröhre, sondern sammelt sich an den Seitenwänden des Magens, in einer Art Senke.

Ob eine Links- oder Rechtsseitenlage vorteilhafter ist, muss allerdings jeder selbst ausprobieren. Das kann von Patient zu Patient unterschiedlich sein.

Tipp 8 – Reduzieren Sie Übergewicht

Übergewicht erhöht den Druck im Bauchraum immens. Steigt der Druck im Magen, so wird die Magensäure und der Mageninhalt zurück in die Speiseröhre gepresst. Normalerweise ist der Druck im unteren Bereich der Speiseröhre nämlich nur um ein weniges höher als der Druck im Magen.

Vor allem nachts, wenn man flach liegt, drücken die überzähligen Pfunde, die im Bauchfett schlummern, stark auf den Magen, was häufig zu nächtlichem Sodbrennen führen kann. Daneben ist aber auch das Fett, welches sich bei Übergewicht so gerne in der Bauchhöhle selbst ansammelt, für einen erheblichen Anteil der Drucksteigerung in der Umgebung des Magens verantwortlich – und zwar ebenso im Stehen wie im Sitzen.

Tipp 9 – Bewegen Sie sich regelmäßig

Wer unter Sodbrennen leidet, der sollte sich regelmäßig bewegen. Am besten ist es natürlich, wenn man regelmäßig Sport treibt, aber auch sonst sollte jede Möglichkeit genutzt werden, sich zu bewegen. Z.B. kann man es sich angewöhnen, Treppen zu laufen, anstatt den Aufzug zu nehmen, oder das Fahrrad zu benutzen, statt wie gewohnt mit dem Auto zur Arbeit zu fahren. Oder zum Bäcker. Eine bewährte Maßnahme ist es auch, während der Büroarbeit zum Kopierer auf dem Gang zu gehen, anstatt den eigenen Drucker im eigenen Büro zu benutzen, welcher bequem vom Schreibtisch aus zu erreichen ist.

Bewegung hilft gegen Übergewicht und erleichtert das Abnehmen. Purzeln die Pfunde, reduziert sich auch der Druck im Bauchraum, denn gerade in der Bauchgegend wird das Körperfett schnell abgebaut. Das hilft der Figur und reduziert zuverlässig Sodbrennen.

Daneben hilft eine regelmäßige Bewegung aber auch noch gegen Verstopfung. Und daran leiden sehr viele Menschen, insbesondere im fortgeschrittenen Alter. Verstopfung erhöht wiederum den Druck im Bauchraum (es staut sich ja Nahrung auf) und verzögert auch noch den

Transport der Nahrung aus dem Magen in den Darm. Diese Verzögerung erhöht natürlich auch den Druck im Magen noch mehr – das merkt man dann am unangenehmen Brennen in der Magengegend oder hinter dem Brustbein.

Tipp 10 – Treiben Sie Ausdauer-Sport, keinen Kraft-Sport

Beim Kraftsport, z.B. beim Trainieren mit Hanteln, wird aufgrund der starken Anspannung der Körpermuskulatur am Rumpf oft gepresst. Das Pressen erhöht jedoch den Druck im Bauchraum, so dass die Magensäure eher in die Speiseröhre zurückfließt. Wer unter Sodbrennen leidet und sich bewegen möchte, der sollte daher lieber Ausdauer-Sport treiben (wie Laufen, Rad fahren oder schwimmen) anstatt Gewichte zu stemmen.

Tipp 11 – Trinken Sie genug

Wer genug trinkt, der beugt Sodbrennen vor. Denn die getrunkene Flüssigkeit reinigt die Speiseröhre auf ihrem Weg in den Magen. Im Magen verdünnt sie die Magensäure und reduziert ihre ätzende Wirkung. Und außerdem hilft eine ausreichende Trinkmenge gegen Verstopfung und beugt deshalb auch Verdauungsstörungen vor.

Ungefähr 2 bis 3 Liter sollte jeder Mensch pro Tag trinken. Aufpassen müssen vor allem ältere Menschen (die auch öfter unter Sodbrennen leiden), denn im Alter lässt bei manchen Menschen das Durstgefühl nach. Trotzdem braucht der Körper auch im Alter genug Flüssigkeit. Es empfiehlt sich, Wasser ohne Kohlensäure zu trinken. Das ist kalorienarm und reizt nicht die Schleimhaut von Magen und Speiseröhren.

Tipp 12 – Vermeiden sie enge und einschnürende Kleidung

Sitzt der Gürtel zu eng und ist der Bauch zu dick, dann werden die Eingeweide gequetscht und der Druck im Bauchraum steigt an. Das gilt besonders beim Bücken. Ist ja eigentlich auch logisch. Vor allem in unserer modernen Arbeitswelt, in der, wie man weiß, bevorzugt Büroarbeit geleistet wird, kann das ständige Sitzen für Menschen, die unter Sodbrennen leiden, zu einem ernsthaften Problem werden.

Man sollte also darauf achten, dass Hosen und Oberteile nicht zu eng sitzen, dass der Gürtel den Bauch nicht zu eng einschnürt und dass man in regelmäßigen Abständen auch mal vom Schreibtisch aufsteht und sich bewegt.

Tipp 13 – Vermeiden Sie Nahrungsmittel, die Blähungen verursachen

Blähungen sind natürlich an sich schon unangenehm genug, doch sie können auch Sodbrennen begünstigen oder hervorrufen. Denn es entweicht ja nichts anderes als Gas aus dem Darm, welches von Darmbakterien bei der Verdauung der Nahrung gebildet wird.

Gase benötigen aber sehr viel Platz, sie dehnen sich aus – und das erhöht wiederum den Druck im Bauchraum. Wer also zu Sodbrennen neigt, der sollte am besten Nahrungsmittel vermeiden, welche für ihre treibende Wirkung bekannt sind.

Das sind vor allem:

- Hülsenfrüchte (Erbsen, Linsen, Bohnen)
- Kohlgemüse (Weißkohl, Sellerie, Wirsing)

- Zwiebeln und Zwiebelgewächse (Knoblauch, Lauch, Porree)
- Milch und Milchprodukte (Joghurt, Käse, Schlagsahne)

Tipp 14 – Vermeiden Sie alles, was den Druck im Bauchraum erhöht

Wenn wir unsere Bauch- und Rumpfmuskulatur benutzen, so steigt der Druck im Bauchraum. Vor allem wenn wir schwere Gegenstände anheben, benutzen wir die Bauch- und Rumpfmuskulatur als Hilfe.

Wer also unter Sodbrennen leidet, der sollte es nach Möglichkeit vermeiden, schwere Wasserkästen aus dem Supermarkt oder Getränkehandel nach Hause zu schleppen. Freunden beim Umzug zu helfen, ist zwar nett und ehrenvoll – verursacht aber trotzdem Sodbrennen.

Andere Tätigkeiten oder Körperaktionen, die durch den Einsatz der Rumpf- und Bauchmuskulatur den Druck im Bauchraum erhöhen, sind:

- Husten
- Nießen
- Pressen
- Bücken
- Heben
- Tragen

Der häufigste Grund für einen störenden chronischen Husten ist das Rauchen. Zigaretten sind für die Lunge am schädlichsten, aber auch Pfeife und Zigarren tun ihr nicht gut. Der Tabakrauch ruft eine chronische Entzündung in der Lunge hervor und reizt außerdem die Schleimhäute der Atemwege und Bronchien. Reizhusten und das Abhusten von Schleim kann die Folge sein.

Pressen tun wir unter Umständen auch auf der Toilette. Das sollte vermieden werden, nicht nur weil es Sodbrennen verursachen kann, sondern weil regelmäßiges Pressen beim Toilettengang auch einer der Hauptgründe für die Entwicklung von Hämorrhoiden ist.

Tipp 15 – Stellen Sie ihren Zucker gut ein, wenn Sie Diabetiker sind

Wer unter einer Zuckerkrankheit leidet, der hat sehr oft auch Sodbrennen. Einer der Hauptgründe, warum das so ist, ist das Übergewicht, unter dem viele Menschen mit Diabetes mellitus leiden. Das Übergewicht erhöht einerseits den Druck im Bauchraum und verursacht andererseits den Diabetes mellitus.

Die erhöhten Zuckerspiegel beim Diabetes mellitus wiederum stören die Speichelproduktion in den Speicheldrüsen. Das führt zu

Mundtrockenheit, Mundgeruch und einer gestörten Selbstreinigung der Speiseröhre, was wiederum Sodbrennen und Schleimhautschäden der Speiseröhre verursachen kann.

Außerdem greifen die hohen Zuckerspiegel neben den Gefäßen auch die Nervenbahnen an. Das menschliche Zentralnervensystem in Gehirn und Rückenmark steht über Nervenbahnen mit dem Magen-Darm-Trakt in Verbindung. Der Magen gibt dem Gehirn Rückmeldung über seinen Füllungszustand (als Maß für den Füllungsgrade des Magens gilt die Dehnung der Magenwände), das Gehirn gibt der Magenmuskulatur im Gegenzug den Auftrag, die Nahrung weiter in den Dünndarm zu drücken. Auch die Schleimhaut des Magens bekommt vom Gehirn über die Nervenbahnen Anweisung, Magensäure für die Verdauung zu produzieren und sie in den Magen abzugeben.

Wenn der Zucker die Nervenbahnen angreift und die Signalübertragung beeinträchtigt, so weiß der Magen nicht mehr, wann und wie viel er arbeiten muss. Wird also Nahrungsbrei geschluckt, so wird er nur noch verzögert und viel zu spät in den Darm weiterbefördert. Als Resultat staut sich die Nahrung im Magen, der Druck steigt an und es kommt Zurückfließen von Magensäure und Essenresten in die Speiseröhre. Sodbrennen entsteht, manchmal fließen sogar Nahrungsreste bis in den Mund zurück. Das wird als Volumen-Reflux bezeichnet.

Eine derartige Magenentleerungsstörung nennen Mediziner auch Gastroparese. Neben einem Diabetes mellitus kann auch einen chronischer Alkoholmissbrauch eine Magenentleerungsstörung hervorrufen. Denn der Alkohol greift ebenfalls die Nerven an – doch davon später mehr.

Zusammengefasst sollten also Menschen, die zu Sodbrennen neigen, Übergewicht vermeiden oder reduzieren, denn das beugt der Entwicklung eines Diabetes mellitus. Falls bereits eine Zuckerkrankheit vorliegt, sollte der Zucker mit Medikamenten oder Insulin gut eingestellt werden, denn normale Zuckerwerte schützen die Nervenbahnen und verhindern die Entstehung einer Magenentleerungsstörung, welche Sodbrennen hervorrufen kann.

Tipp 16 – Stellen Sie ihren Blutdruck gut . ein

Bluthochdruck ist bekanntlich der wichtigste Risikofaktor für Schlaganfälle und Hirnblutungen. Gleichzeitig ist er aber auch einer der wichtigsten Risikofaktoren für Herzinfarkte und die Entwicklung einer Herzinsuffizienz (Herzschwäche).

Außerdem wird durch einen schlecht oder gar nicht eingestellten Bluthochdruck auch die Produktion des Speichels in den Speicheldrüsen reduziert. Genau wie bei den hohen Zuckerspiegeln kann es so zu Mundtrockenheit, Mundgeruch und einer gestörten Selbstreinigung der Speiseröhre kommen – die wiederum Sodbrennen hervorrufen kann.

Alle Blutdruckwerte über 140/90 mmHg sind zu hoch! Normal sind Werte von 130/80 mmHg, ideal ist ein Blutdruck von 120/75 mmHg.

Leider wissen viele Menschen gar nichts davon, dass sie einen Bluthochdruck haben. Denn dieser ruft meist wenig oder sogar gar keine Beschwerden hervor. Erst später macht er sich in Form von Schlaganfällen oder Herzinfarkten bemerkbar. Oder er äußert sich nur indirekt, z.B. durch häufiges Sodbrennen, morgendliche Mundtrockenheit, ein pelziges Gefühl auf der Zunge und lästigen Mundgeruch.

Daher sollte jeder Mensch seinen Blutdruck kennen. Vor allem mit zunehmendem Alter ist eine regelmäßige Blutdruckmessung obligat – und eine der kostengünstigsten und harmlosesten Untersuchungen, welche die Medizin kennt, mit der sich aber trotzdem große präventive Effekte erzielen lassen.

Ist der Blutdruck erhöht, muss er in jedem Fall ernstgenommen werden (auch nur gering erhöhte Werte von 145/95 mmHg sind kein Kavaliersdelikt!) und eingestellt bzw. gesenkt werden.

Wirksam sind regelmäßiger Sport, Gewichtsreduktion und eine Vielzahl von unterschiedlichen Medikamenten.

Tipp 17 - Schnarchen Sie nicht (leichter gesagt als getan)

Schnarchen ist eine Folge von Mundatmung beim Schlafen.

Normalerweise atmen wir stets durch die Nase (außer wenn die Lunge viel Sauerstoff benötigt, wie z.B. bei körperlicher Anstrengung). Das gilt für den Tag ebenso wie für die Nacht. Wird nachts längere Zeit durch den Mund geatmet, so trockenen die Schleimhäute im Mund- und

Rachenraum aus. Das wiederum führt zu Mundtrockenheit, morgendlichem Mundgeruch und aufgrund der gestörten Selbstreinigung der Speiseröhre auch zu Sodbrennen.

Sehr oft ist vermehrtes Schnarchen die Folge von Übergewicht. Das kann soweit gehen, dass ein eigenständiges Krankheitsbild entsteht, die Obstruktive Schlafapnoe Diese geht mit starkem Schnarchen und sogar mit nächtlichen Atemaussetzern einher. Es lohnt sich also einmal mehr, sein Körpergewicht zu reduzieren.

Außerdem kann starkes Schnarchen auch die Folge eines regelmäßigen abendlichen Alkoholkonsums sein. Denn der Alkohol beruhigt nicht nur die Nerven, sondern er entspannt auch die Muskulatur. Wenn sich bei Schlafen die Muskulatur im Rachen und am Kehlkopf entspannt, kollabieren die Atemwege und verengen sich. Das merkt bzw. hört dann der Ehepartner: die Nachtruhe des einen wird durch das laute

Schnarchen gestört, der andere leidet dafür unter Sodbrennen.

Gewichtsreduktion und der Verzicht auf Alkohol am Abend sind die effektivsten Mittel gegen Schnarchen!

Tipp 18 – Vermeiden Sie Medikamente, die Mundtrockenheit auslösen

Bei jedem Patienten, der unter Sodbrennen, Mundtrockenheit oder Mundgeruch leidet, ist eine Medikamenten-Anamnese durch den behandelnden Arzt zwingend.

Das bedeutet, dass sich der Arzt die Medikamente, welche der Patient möglicherweise noch aus anderen Gründen verschrieben bekommen hat, genau anschaut und prüft, ob hierunter Tabletten sind, die als Nebenwirkung Mundtrockenheit haben können. Wirkstoffe mit dieser Nebenwirkung sind sehr zahlreich und werden zudem häufig verschrieben.

Es handelt sich vor allem um:

- Entwässerungstabletten bzw. Diuretika, welche bei Bluthochdruck, Ödemen (Wasseransammlungen in den Beinen) oder einer Herzschwäche (Herzinsuffizienz) eingesetzt werden
- verschiedene Klassen von Antidepressiva
- verschiedene Schlafmittel
- Tabletten gegen Bluthochdruck
- Anti-Allergika

Falls Sie den Eindruck haben, dass Ihr Arzt ihre Bedenken hinsichtlich möglicher Nebenwirkungen nicht ernst genug nimmt oder keine Zeit hat für Ihre Fragen, sollten Sie sich nicht scheuen, selbst einmal im Beipackzettel ihrer Medikamente nach Mundtrockenheit als

Nebenwirkung zu fahnden. Sprechen Sie anschließend Ihren Arzt auf ihre Entdeckung gezielt an.

Tipp 19 – Vermeiden Sie alles, was die Speichelproduktion vermindert und zu Mundtrockenheit führt

Zur besseren Übersicht finden Sie hier nochmal eine Aufstellung über die verschiedenen Gründe für eine verminderte Speichelproduktion, die sich als Mundgeruch, Mundtrockenheit oder – infolge einer verminderten Selbstreinigung der Speiseröhre – auch als Sodbrennen bemerkbar machen können:

- Bluthochdruck (Werte oberhalb von 140/90 mmHg)
- Diabetes mellitus (schlecht eingestellter Zuckerspiegel)

- ungenügende Trinkmenge (mindestens 2 – 3 Liter pro Tag sollte jeder Mensch trinken!)
- Übergewicht (übergewichtige Menschen schwitzen mehr; das Körperwasser, welches über die hohe Schweißmenge verloren geht, fehlt dann für die Speichelproduktion)
- Schnarchen (sehr häufig bei übergewichtigen Menschen und nach abendlichem Alkoholkonsum; die nächtliche Mundatmung trocknet die Schleimhäute im Mund- und Rachenbereich aus)
- Stress
- Rauchen (jede Form von Tabakrauch)
- Alkohol
- häufiger Kaffeekonsum
- verschiedene Medikamente

- hastiges Essen (wenn nicht genügend gekaut wird, produzieren die Speicheldrüsen auch weniger Speichel)

Tipp 20 – Trinken Sie so wenig Alkohol wie möglich

Wer zu Sodbrennen neigt, für den gibt es viele wichtige Gründe, wenig oder besser noch gar keinen Alkohol zu trinken.

Zum einen reizt der Alkohol unmittelbar die Schleimhäute. Ab einem Alkoholgehalt von 20% wirkt jedes alkoholische Getränk direkt ätzend, auch auf gesunde Schleimhäute. Deshalb wird es uns auch warm im Magen, wenn wir Schnaps trinken. Und deshalb brennt der Rachen, wenn wir Hochprozentiges genießen. Auch gesunde Schleimhaut wird verätzt und rötet sich, sie kann natürlich auch schmerzen.

Die Schleimhaut in der Speiseröhre, die aufgrund der Einwirkung der Magensäure ohnehin schon entzündet und verätzt ist, nimmt durch den Alkohol noch mehr Schaden. Sie wird noch schmerzempfindlicher, und das führt dann zu noch stärkerem Sodbrennen, auch wenn kein Alkohol im Spiel ist.

Alle hochprozentigen Getränke wie Schnäpse, Whiskey, Wodka, Cognac oder Gin sind deshalb bei Sodbrennen absolut tabu.

Doch das heißt nicht, dass alkoholische Getränke, die einen geringeren Alkoholgehalt haben, besser verträglich sind! Im Gegenteil. Alkoholische Getränke, die nicht destilliert (gebrannt) werden, enthalten Gärstoffe, die bei der Herstellung entstehen. Und diese sind für die Magenschleimhaut ein außerordentlicher Reiz, große Mengen an Magensäure zu produzieren. Vor allem Schaumweine wie Sekt und Champagner führen deshalb zu einer sehr hohen Bildung von

Magensäure. Und damit zu starkem Sodbrennen. Auch Wein und regt die Säureproduktion stark an.

Am besten verträglich (oder sollte man sagen: am wenigsten schlecht verträglich) ist noch das Bier. Doch zu Sodbrennen führt es ebenfalls, wenn auch nicht ganz so stark wie die anderen alkoholischen Getränke.

Der Alkohol selbst ist erstaunlicherweise für die Magenschleimhaut kein Reiz, Magensäure zu produzieren. Das übernehmen die Gärstoffe. Andererseits verzögert der Alkohol aber die Magenentleerung, indem er die Muskulatur in den Magenwänden hemmt.

Die Volksweisheit, dass ein Schnaps nach dem Essen die Verdauung anregt, ist also keine Weisheit, sondern schlichtweg falsch!

Die Magenentleerungsstörung wiederum führt dazu, dass die Speisen länger im Magen bleiben, der Druck steigt an, und die Patienten leiden unter Sodbrennen – auch wenn „nur" ein kleines Bier getrunken wird.

Bei einem längerfristigen Alkoholmissbrauch kommen dann noch die Nervenschäden hinzu, denn Alkohol ist für unsere Nervenzellen und die Nervenbahnen direkt toxisch. Wie ein schlecht eingestellter Diabetes mellitus mit hohen Blutzuckerspiegeln verschlimmert ein starker Alkoholkonsum deshalb Sodbrennen, weil er zu einer Magenentleerungsstörung führt.

Doch damit nicht genug! Der Alkohol selbst beeinträchtigt außerdem noch den Verschlussmechanismus des unteren Speiseröhren Sphinkters. Man kann sagen, dass dadurch die Speiseröhre am unteren Ende undicht wird, so dass Magensäure und Mageninhalt zurück in die Speiseröhre fließen können. Das ruft dann Sodbrennen hervor.

Das gilt für alle alkoholischen Getränke, und je höher der Alkoholgehalt ist, desto stärker fällt die Hemmung des Schließmechanismus der Speiseröhre aus.

Zu guter Letzt behindert der Alkohol auch noch die Speichelproduktion in den Speicheldrüsen, was zur Mundtrockenheit führt und die Selbstreinigung der Speiseröhre behindert. Ein trockener Mund einerseits und durch den Alkohol hervorgerufene Zahn- und Schleimhautschäden andererseits können überdies Zahnschmelzschäden verstärken, die durch die Salzsäure hervorgerufen werden, die vom Magen bis in den Mund vordringen kann.

Alkohol ist also bei Sodbrennen, so weit es geht, zu vermeiden!

Tipp 21 - Rauchen Sie nicht!

Wie beim Alkoholkonsum gibt es viele gute Gründe, nicht zu rauchen, wenn man unter Sodbrennen leidet.

Der Tabakrauch behindert die Produktion von Speichel in den Speicheldrüsen, deshalb haben viele Raucher neben einem schlechten Atem auch einen trockenen Mund. Durch den fehlenden oder verminderten Speichelfluss wird außerdem das Sodbrennen verschlimmert.

Das Nikotin in den Zigaretten kann den Blutdruck erhöhen (ein erhöhter Blutdruck hemmt auch die Speichelproduktion) und behindert wie der Alkohol den Verschlussmechanismus am unteren Ende der Speiseröhre. Dadurch hat es die Magensäure einfacher, in die Speiseröhre oder sogar bis in den Mund zurückzufließen.

Viele Bestandteile des Tabakrauchs lagern sich auf der Schleimhaut von Mund, Zunge und Rachen ab. Sie werden dann verschluckt und gelangen auf diesem Weg auch in den Magen. Hier regen sie die Schleimhaut des Magens zu einer erhöhten Bildung von Magensäure an.

Tabakrauch kann also auf 3 verschiedene Arten Sodbrennen hervorrufen: es wird weniger Speichel, dafür aber mehr Magensäure gebildet, und die Magensäure fließt auch noch einfacher in die Speiseröhre zurück.

Das gilt sowohl für den Tabakrauch, der beim Konsum von Zigaretten inhaliert wird, wie auch beim Paffen von Zigarre oder Pfeife.

Wenn man sich vor Augen hält, dass von den meisten Rauchern in der Regel viele Zigaretten über den ganzen Tag gleichmäßig verteilt konsumiert werden, verwundert es nicht, dass viele Raucher verstärkt über ganztägiges hartnäckiges Sodbrennen klagen.

Ganz besonders fatal (und leider sehr häufig) ist die Kombination von Tabak und Alkohol, denn ihre toxischen Wirkungen auf den menschlichen Körper sind oft ähnlich und potenzieren sich gegenseitig. Das gilt nicht nur in Bezug auf Sodbrennen, sondern auch in Bezug auf Schäden am Herz-Kreislaufsystem oder für die Entstehung von Krebserkrankungen.

Tipp 22 – Essen Sie wenig Fett

Fett ist für unser Magen-Darm-System schwer verdaulich. Deshalb bleibt eine fettreiche Mahlzeit länger im Magen. Das hat den Vorteil, dass Alkohol, der anschließend getrunken wird, auch länger im Magen bleibt und direkt vor Ort abgebaut wird, noch bevor er die Blutbahn erreicht. Deshalb wird man auch nicht so schnell betrunken. Andererseits erhöht die verzögerte Magenentleerung den Druck im Magen und führt deshalb zu Sodbrennen.

Außerdem regt ein hoher Fettanteil im Magen auch die Magensäureproduktion an. In Kombination mit einer gleichzeitigen Magenentleerungsstörung und einem höheren Druck im Magen muss das dann natürlich mit einer hohen Wahrscheinlichkeit zu Sodbrennen führen.

Tipp 23 – Essen sie weniger Zucker

Zucker regt genau wie Fett in hohem Maße die Magensäureproduktion an. Deshalb sollte nicht nur im Hinblick auf das eigene Körpergewicht so wenig Zucker wie möglich konsumiert werden.

Besonders fatal für unsere Gesundheit sind die vielen industriell hergestellten Süßigkeiten wie z.B. Schokolade. In ihnen sind besonders viele gesättigte Fettsäuren enthalten aber auch viele schnell resorbierbare Zuckermoleküle. Weil nach dem Genuss der Süßigkeiten der Zuckerspiegel aufgrund der schnellen Resorption im Darm schlagartig ansteigt, wird viel Insulin ausgeschüttet – und die Bauchspeicheldrüse, die das Insulin herstellt, wird stark beansprucht. Ein hoher Zuckerkonsum ist daher einer der Hauptrisikofaktoren für die Erkrankung an einem Diabetes mellitus.

Doch das nur nebenbei. Wer unter Sodbrennen leidet, sollte in jedem Fall nicht zu viel

Zucker und nicht zu viele Süßigkeiten zu sich nehmen. Das gilt im Übrigen auch für Marmelade und Nutella.

Tipp 24 – Vermeiden Sie zu scharfe Speisen

Was für den Zucker und das Fett gilt, das hat auch bei scharfen Gewürzen seine Gültigkeit. Scharf gewürzte Speisen können nicht nur die Schleimhaut reizen und deshalb ein von manchen Menschen als angenehm empfundenes Brennen und ein Wärmegefühl hervorrufen. Auch die Magensäureproduktion wird durch scharfes Essen gesteigert, was dann natürlich zu Sodbrennen führen kann. Wer als zu Sodbrennen neigt, der sollte Pfeffer nur sparsam zu sich nehmen und auf Peperoni genauso wie auf Chili besser ganz verzichten.

Tipp 25 – Trinken Sie weniger säurehaltige Getränke

Die Säure reizt die Schleimhaut. Deshalb leiden viele Menschen nach dem Genuss von Wein, oder sogar nur weil sie Obstsäfte trinken, unter Sodbrennen.

Das gilt auch und vor allem für alle Kohlensäure-haltigen Getränke. Cola, Fanta und Sprite ebenso wie sprudelndes Mineralwasser enthalten Kohlensäure, welche die Schleimhaut reizt. Außerdem entweicht den Getränken aufgrund der Kohlensäure Gas. Deshalb sprudeln die Getränke ja auch. Die Flüssigkeit sprudelt leider auch dann noch weiter, wenn sie bereits verschluckt wurde. Das Gas versucht, aus dem Magen zu entweichen, und gelangt auf der Suche nach einem Ausweg in die Speiseröhre – leider in der Regel zusammen mit Magensäure und Mageninhalt. Die schlüpfen auch durch den oberen

Magenausgang, wenn die Kohlensäure entweicht, und verursachen dann Sodbrennen.

Außerdem regen säurehaltige Getränke per se auch die Magensäureproduktion an. Auch deshalb verursachen sie sehr oft Sodbrennen.

Tipp 26 – Meiden Sie Tomaten und Knoblauch

Es gibt noch andere Nahrungsmittel, welche die Magensäureproduktion stark anregen. Hierzu gehören Tomaten, Tomatensoße, Knoblauch und, wie erwähnt, sämtliche scharfen aber auch sauren Speisen, wie z.B. Peperoni oder saure Gurken.

Tipp 27 – Essen Sie nicht zu heiß und nicht zu kalt

Auch alle Speisen und Getränke, die sehr heiß oder sehr kalt sind, reizen die Schleimhäute in Mund, Rachen, Speiseröhre und Magen.

Das verursacht nicht nur am entzündeten Zahnfleisch (Paradontose) stechende, brennende Schmerzen. Auch die durch regelmäßiges Sodbrennen entzündete Schleimhaut der Speiseröhre wird zusätzlich gereizt – und schmerzt entsprechend.

Im Magen steigert der große Temperaturunterschied der Speisen zur Körperkerntemperatur (37°C) die Produktion der Magensäure. Speisen und Getränke wie z.B. Tee oder Kaffee sollten deshalb nicht zu heiß genossen werden. Und im Sommer sollte man mit Eiswürfeln oder Speiseeis eher zurückhaltend sein, denn sonst riskiert man Sodbrennen.

Tipp 28 - Trinken Sie nur wenig Kaffee

Coffein regt die Magensäureproduktion stark an.

Es stört aber genauso wie Nikotin auch den Verschlussmechanismus der unteren Speiseröhre. Die resultierende Undichtigkeit macht es der Magensäure natürlich einfacher, in die Speiseröhre zurückzufließen, und kann hier zu empfindlichen Verätzungen und Entzündungsreaktionen der Schleimhaut führen.

Darüber hinaus kann auch eine Mundtrockenheit durch einen übermäßigen Kaffeekonsum hervorgerufen werden. Auf die vermehrte Magensäureproduktion infolge von heißen Getränken wurde ja schon hingewiesen: der Kaffee sollte also nicht zu heiß getrunken werden.

Tipp 29 – Trinken Sie keine Cola und
meiden Sie Energy Drinks

Aus den genannten Gründen sollten bei Sodbrennen auch alle anderen Getränke, die viel Coffein enthalten, tabu sein. Das sind vor allem Cola und verschiedene Energy Drinks.

Tipp 30 – Vermeiden Sie alle Getränke
und Nahrungsmittel, welche die
Bildung der Magensäure stark anregen

Zur besseren Übersicht hier nochmal eine Aufstellung über alles, was die Schleimhaut des Magens stark dazu anregt, Magensäure zu bilden:

- sehr fettreiche Nahrung (Chips, Pommes, Fast Food)
- sehr süße Nahrung (Schokolade, Süßigkeiten, Nutella)

- sehr scharfe Speisen
- Tomaten
- Tomatensoße
- Ketchup
- Knoblauch
- Kaffee (Coffein)
- alkoholische Getränke, die nicht destilliert sind (Wein, Sekt und Champagner)
- alle kohlensäurehaltigen Getränke (Cola, Fanta, Sprit)
- alle säurehaltigen Getränke (Obstsäfte, Wein)
- sehr kalte und sehr heiße Speisen (Eis oder heiße Getränke wie Tee oder Kaffee!)
- Stress

Tipp 31 – Kauen Sie Kaugummi

Kaugummi kauen regt die Speichelproduktion an und beugt so Mundtrockenheit vor.

Deshalb kann es bei störendem Mundgeruch hilfreich sein, regelmäßig Kaugummis zu kauen. Durch die vermehrte Produktion des Speichels wird auch die Selbstreinigung der Speiseröhre unterstützt, was das Sodbrennen mildern kann. Das ist noch effektiver, wenn man gleichzeitig ausreichend trinkt, denn die täglich gebildeten 1,5 Liter Speichel bestehen ja vor allem aus Wasser.

Tipp 32 – Meiden Sie Pfefferminz

Wer regelmäßig Kaugummi kaut und unter Sodbrennen leidet, sollte möglichst auf Pfefferminz-

Kaugummis verzichten – denn Pfefferminz stört den Verschlussmechanismus der unteren Speiseröhre.

Obwohl man vielleicht seiner Speiseröhre etwas Gutes tun will, und deshalb Kaugummi kaut, bewirkt man versehentlich das Gegenteil und löst Sodbrennen aus, indem man es der Magensäure leichter macht, in die Speiseröhre zurückzufließen.

Natürlich sollte außerdem auch alles andere, in dem Pfefferminz enthalten ist, bei Sodbrennen tabu sein: neben Kaugummis ist das vor allem Pfefferminz-Tee.

Tipp 33 – Fragen Sie Ihren Arzt, ob Ihre Tabletten eventuell Sodbrennen hervorrufen können

Viele Medikamente können als Nebenwirkung nicht nur zu Mundtrockenheit führen, sondern auch den muskulären

Verschlussmechanismus der unteren Speiseröhre schwächen.

Deshalb sollte jeder Patient, der unter Sodbrennen leidet aber gleichzeitig noch andere Tabletten einnehmen muss, mit seinem Arzt besprechen, ob diese als Nebenwirkung Sodbrennen hervorrufen können. Und ob die Tabletten nicht ggf. gegen andere mit einem günstigeren Nebenwirkungsprofil ausgetauscht werden können.

Bei den Medikamenten, welche den muskulären Verschlussmechanismus der unteren Speiseröhre schwächen können, handelt es sich vor allem um:

- verschiedene Medikamente, die zur Behandlung des Bluthochdrucks eingesetzt werden (z.B. Kalziumanatogonisten wie Nifedipin)

- Nitropräparate (Nitro-Spray), die bei Herz-Patienten mit Angina pectoris verschrieben werden
- Sildenafil (Viagra) und verwandte Substanzen, die bei der erektilen Dysfunktion eingesetzt werden
- Theophyllin, mit dem das Asthma bronchiale behandelt wird

Tipp 34 – Vermeiden Sie alle Getränke, Stoffe und Nahrungsmittel, die den Verschlussmechanismus der unteren Speiseröhre beeinträchtigen

Zur besseren Übersicht hier nochmal eine Aufstellung über alle Nahrungsmittel Getränke oder Substanzen, die den unteren Sphinkter der Speiseröhre beeinträchtigen können:

- Alkohol

- Nikotin
- Koffein (Kaffee, Cola und manche Energy Drinks)
- Pfefferminz
- verschiedene Medikamente, die zur Behandlung des Bluthochdrucks eingesetzt werden (Kalziumanatogonisten), Nitropräparate (Nitro-Spray), die bei Herz-Patienten mit Angina pectoris verschrieben werden, Sildenafil (Viagra) und verwandte Substanzen, die bei der erektilen Dysfunktion eingesetzt werden, sowie Theophyllin, mit dem das Asthma bronchiale behandelt wird
- Stress

Tipp 35 – Vermeiden Sie unnötige Stressbelastungen

Stress schlägt bekanntlich auf den Magen und verursacht Sodbrennen.

Einer der Gründe dafür ist, dass die Durchblutung der Schleimhäute gestört wird, was diese anfälliger gegenüber der ätzenden Wirkung der Magensäure macht. So entstehen schneller Schleimhautentzündungen, welche auch umso schmerzempfindlicher sind.

Außerdem regt Stress die Produktion der Magensäure an, es kommt vermehrt zu Verkrampfungen der Magenwandmuskulatur, was die Magensäure in die Speiseröhre drückt, und auch der Sphinkter der unteren Speiseröhre erschlafft bei Stressbelastungen. Zu guter Letzt leiden Menschen, die chronischem Stress ausgesetzt sind, sehr oft auch unter Mundtrockenheit.

Tipp 36 – Nutzen Sie pflanzliche und natürliche Wirkstoffe, um Sodbrennen zu mildern

Es gibt eine Reihe an natürlichen und pflanzlichen Wirkstoffen, die bei Sodbrennen vielen Patienten helfen. Ihre Wirksamkeit kann auch von Schulmedizinern nicht bezweifelt werden. Es handelt sich dabei unter anderem um:

- Natron bzw. Backpulver
- Heilerde (neutralisiert die Magensäure)
- Kartoffelsaft
- stilles Wasser (kühlt, verdünnt die Magensäure, reinigt die Speiseröhre)
- Haferflocken (das Kauen regt die Speichelproduktion an)
- Lein- und Reissamen (schützen die Schleimhäute)
- Nüsse- oder Mandeln (sehr kalorienreich, daher nicht zu häufig)

Tipp 37 – Trinken Sie warmen Tee

Tee kann bei Sodbrennen Linderung bringen. Geeignet sind vor allem Kamille, Kümmel und Fenchel. Der Tee reinigt die Speiseröhre, verdünnt die Magensäure und die pflanzlichen (Heil)Stoffe können die Schleimhaut beruhigen und die Entzündung hemmen. Nur Pfefferminztee sollte man aus den genannten Gründen meiden und es sollte darauf geachtet werden, dass der Tee nicht zu heißgetrunken wird.

Tipp 38 – Trinken Sie nicht zu viel Milch

Milch wird von vielen Menschen mit Sodbrennen als angenehm empfunden.

In der Tat kühlt die Milch akut die gereizten Schleimhäute und lindert so die Beschwerden. Allerdings muss beachtet werden, dass Milchprodukte zu Blähungen führen können, was seinerseits Sodbrennen hervorrufen kann, denn die

Gase steigern den Druck im Bauchraum. Man sollte also nicht zu viel und zu oft Milch trinken. Auch Milchprodukte wie Käse und Joghurt sollten nicht in zu großen Mengen konsumiert werden.

Tipp 39 – Nehmen Sie Säureblocker nicht zu lange ein

Protonenpumpeninhibitoren (so nennen Mediziner die Säureblocker) sind das Mittel der Wahl bei Sodbrennen oder Entzündungen der Schleimhaut.

Sie reduzieren die Bildung der Magensäure sehr effektiv um bis zu 100%. In der Regel werden sie von den Patienten gut vertragen. Ein gutes Beispiel ist das allseits bekannte Pantoprazol, welches es auch rezeptfrei in der Apotheke zu kaufen gibt.

Auf lagen Sicht können die Säureblocker allerdings durchaus auch schwerwiegende

Nebenwirkungen haben und Komplikationen auslösen.

Zu nennen sind hier vor allem Infektionen des Magen-Darm-Traktes (die Magensäure schützt den Körper ja eigentlich vor Bakterien), Nierenschäden und Magnesiummangel. Der Magnesiummangel ist vor allem für Herzpatienten gefährlich, denn es können Herzrhythmus-Störungen ausgelöst werden. Eine weitere schwere Komplikation sind Knochenbrüche. Zwar lösen die Säureblocker keine Osteoporose aus (die Knochendichte bleibt auch nach Jahren regelmäßiger Einnahme gleich), doch die Knochenstabilität vermindert sich stark. Als Konsequenz steigt das Risiko für Knochenbrüche bei Stürzen, welche umso häufiger passieren, je älter die Patienten werden, stark an.

Deshalb sollte eine langfristige Einnahme von Säureblockern immer mit einem Facharzt abgesprochen sein und ist nur dann indiziert, wenn es unbedingt notwendig ist (z.B. bei Entzündungen der Schleimhaut der Speiseröhre, denn in diesen können sich Krebszellen bilden).

Tipp 40 – Nehmen Sie auf Reisen Säureblocker nur dann, wenn es unbedingt notwendig ist

Wie gesagt dient die Magensäure nicht nur der Verdauung, sondern insbesondere auch dem Schutz vor Bakterien oder Viren, welche mit der Nahrung in den Magen gelangen. Wird die Säureproduktion durch die Säureblocker über einen längeren Zeitraum nahezu vollständig unterdrückt, kommt es auch häufiger zu Magen-Darm-Infektionen.

Deshalb ist auch das Risiko für Reise-Diarrhoen, also Durchfall bei Reisen in Länder mit niedrigem Hygienestandard, stark erhöht, wenn gleichzeitig Säureblocker eingenommen werden. Die Empfehlung ist daher, die Medikamente für den

Zeitraum der Reise zeitlich begrenzt abzusetzen, wann immer das möglich ist.

Nur in Rücksprache mit dem behandelnden Arzt versteht sich.

Tipp 41 – Messen Sie regelmäßig ihren Vitamin-B12 Spiegel, wenn sie längere Zeit Säureblocker einnehmen

Ein Vitamin-B12 Mangel ist eine weitere Nebenwirkung, die bei einer längerfristigen Einnahme von Säureblockern möglich ist.

Der Vitaminmangel führt häufig zur Blutarmut (Anämie), was wiederum zu Müdigkeit, Antriebsschwäche oder sogar Luftnot bei Belastung führen kann. Auch das Risiko für eine demenzielle Entwicklung kann erhöht sein.

Patienten, die längere Zeit Säureblocker einnehmen, sollten also regelmäßig ihren Vitamin-B12 Spiegel im Blut kontrollieren lassen.

Tipp 42 – Bei hartnäckigem Sodbrennen sollte an einen zusätzlichen Gallensäuren-Reflux gedacht werden

Viele Patienten leiden trotz gewissenhafter Einnahme der Säureblocker weiterhin unter hartnäckigem Sodbrennen. Auch kann es vorkommen, dass trotz hoher täglicher Dosen der Medikamente schwere Entzündungen der Schleimhaut der Speiseröhre nicht zufriedenstellend ausheilen. In solchen Fällen sollte an einen kombinierten Reflux von Magen- und Gallensäuren gedacht werden.

Es kann nämlich vorkommen, dass Gallensäuren, welche von der Leber gebildet und anschließend über das Gallengangsystem in den oberen Teil des Dünndarms abgegeben werden, bis in den Magen zurückfließen. Von hier aus gelangen sie dann mit der Magensäure auch in die Speiseröhre.

Eine Mischung von Magensäure und Gallensäuren ist für die Schleimhaut der Speiseröhre sehr viel toxischer als die Magensäure alleine. Entsprechend ausgeprägt sind die Beschwerden und der Entzündungsprozess in der Schleimhaut verläuft oft schwerer, es dauert auch länger bis eine Heilung erfolgt.

Das Vorhandensein von Gallensäuren in der Speiseröhre kann vom Arzt durch eine pH-Messung festgestellt werden. Dieses diagnostische Verfahren nennt man pH-Manometrie. Der pH der Gallensäure ist nämlich alkalisch, also größer als 7, der pH der Magensäure, die aus Salzsäure besteht, ist sauer und damit kleiner als 7. Die Unterschiede kann man messen, und damit Rückschlüsse darauf ziehen, welche Säure in die Speiseröhre fließt.

Tipp 43 – Kombinieren Sie Säureblocker
mit Antazida

Die Antazida puffern die Magensäure und schützen so die Schleimhaut. Allerdings sind sie sehr viel schwächer wirksam als die Protonenpumpeninhibitoren bzw. Säureblocker.

Herauszuheben ist hier insbesondere, dass die Antazida neben der Magensäure auch die Gallensäuren puffern. Dies erklärt, warum viele Patienten mit einem Reflux von Gallensäuren, deren Beschwerden durch Säureblocker allein noch nicht gelindert werden können, so sehr von einer Kombination mit einem Antazidum profitieren. Besonders Magnesiumhydroxid („Maaloxan") kann hier sehr hilfreich sein.

Die Antazida (Magnesium-hydroxid und Aluminium-hydroxid) gibt es rezeptfrei in der Apotheke zu kaufen, doch wie auch bei den Säureblockern sollte man aufpassen.

Aluminium kann auf lange Sicht zur Verstopfung führen, Magnesium zu Durchfall. Bei Nierenschäden lagert sich Aluminium nach einiger Zeit in Knochen und Gehirn ab, weil es nicht mehr über den Urin ausgeschieden wird. Die Ablagerungen im Gehirn können das Risiko einer Alzheimer Demenz erhöhen.

Aluminiumhydroxid sollte man daher nicht länger als einige Wochen einnehmen. Lassen Sie sich alsoimmer gut in der Apotheke oder von ihrem Arzt beraten, bevor Sie selbst zu Medikamenten greifen.

Tipp 44 – Jeder Patient, der unter Sodbrennen leidet, sollte einmal im Leben eine Magenspiegelung bekommen

Bei der Magenspiegelung kann der Arzt mit einer Kamera am vorderen Ende des Schlauches, der bis in den Magen geführt wird, die Schleimhaut in der Speiseröhre, im Magen und im ersten Teil des Dünndarmes inspizieren.

Das ist sehr wichtig, denn nur mit einer Magenspiegelung kann festgestellt werden, ob bereits eine Entzündung der Schleimhaut der Speiseröhre vorliegt. Aus der Entzündung kann Speiseröhrenkrebs entstehen, wenn nicht zeitig und intensiv mit Säureblockern therapiert wird.

Um das Krebsrisiko zu minimieren, ist die Magenspiegelung unerlässlich. Während der Untersuchung können auch kleine Gewebeproben aus der Schleimhaut entnommen werden – bei minimalem Blutungsrisiko. Unter dem Mikroskop kann der Pathologe dann feststellen, ob es sich nur um eine Entzündung handelt, oder ob bereits Krebszellen vorliegen.

Ohne Magenspiegelung bleibt das Krebsrisiko ungewiss. Unbemerkt kann es dann zu spät sein!